BEI GRIN MACHT SICH IHR WISSEN BEZAHLT

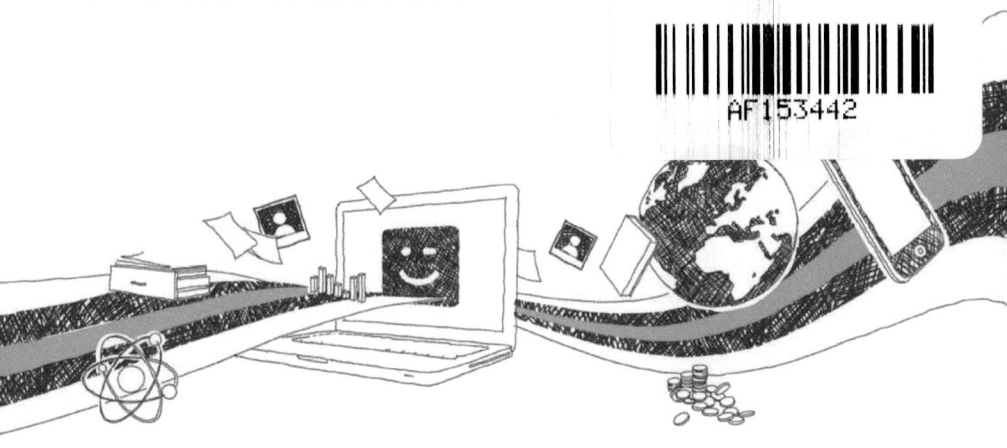

- Wir veröffentlichen Ihre Hausarbeit,
  Bachelor- und Masterarbeit

- Ihr eigenes eBook und Buch -
  weltweit in allen wichtigen Shops

- Verdienen Sie an jedem Verkauf

Jetzt bei www.GRIN.com hochladen und kostenlos publizieren

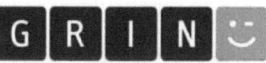

Bibliografische Information der Deutschen Nationalbibliothek:

Die Deutsche Bibliothek verzeichnet diese Publikation in der Deutschen National-
bibliografie; detaillierte bibliografische Daten sind im Internet über http://dnb.d-
nb.de/ abrufbar.

Impressum:

Copyright © 2019 GRIN Verlag
Druck und Bindung: Books on Demand GmbH, Norderstedt Germany
ISBN: 9783346139429

Dieses Buch bei GRIN:

https://www.grin.com/document/535689

Melanie Stark

Das Gesundheitskonzept Salutogenese

Förderung des Kohärenzgefühls bei Menschen mit einer Anpassungsstörung im psychiatrischen stationären Setting

GRIN Verlag

GRIN - Your knowledge has value

Der GRIN Verlag publiziert seit 1998 wissenschaftliche Arbeiten von Studenten, Hochschullehrern und anderen Akademikern als eBook und gedrucktes Buch. Die Verlagswebsite www.grin.com ist die ideale Plattform zur Veröffentlichung von Hausarbeiten, Abschlussarbeiten, wissenschaftlichen Aufsätzen, Dissertationen und Fachbüchern.

Besuchen Sie uns im Internet:

http://www.grin.com/

http://www.facebook.com/grincom

http://www.twitter.com/grin_com

Inhaltsverzeichnis

1. Einleitung

Stellen Sie sich einen Fluss vor an dem sie einmal gewesen sind. Sie werden sich vielleicht an einen Fluss erinnern, der ruhig und gemächlich floss und zum Baden einlud. Vielleicht erinnern Sie sich aber auch an einen Abschnitt des Flusses, der schnell und reißend gewesen ist und die Stromschnellen dort eine große Gefahr darstellten.

Die Metapher eines Flusses griff Aaron Antonovsky in seinem Gesundheitsmodell der Salutogenese auf und steht dabei synonym zum Leben einschließlich seiner Höhen und Tiefen. Jeder einzelne Mensch ist Schwimmer im Fluss des Lebens.

Auch Herr Müller befindet sich in diesem Fluss.

Herr Müller ist ein 30jähriger Mann der vergangene Woche im Nachtdienst in der psychiatrischen Notfallambulanz am Klinikum Nürnberg vorstellig wurde. Er gab gedrückte Stimmung an, könne nicht mehr schlafen, sei unruhig, gereizt und leide unter Suizidgedanken. Als Ursache für seine aktuelle psychische Verfassung gab der Patient psychosoziale Belastungsfaktoren an. Herr Müller habe sich vor etwa zwei Monaten von seiner Partnerin getrennt und habe aktuell Schwierigkeiten am Arbeitsplatz. Der junge Mann wurde mit der Diagnose Anpassungsstörung (ICD-10: F.43) auf eine psychiatrische Allgemeinstation aufgenommen.

Der aktuelle Psychoreport der DAK-Gesundheit macht deutlich, dass dies längst kein Einzelfall mehr ist. Laut der Langzeitstudie stieg die Anzahl von Fehltagen bedingt durch die Diagnose Anpassungsstörung vor allem in den vergangenen Jahren rapide an, die Anzahl der Ausfalltage habe sich seit 2000 fast verdreifacht (DAK, 2019).

Antonovsky schreibt dem Kohärenzgefühl eine maßgebliche Bedeutung zu, um Krisen bzw. Stressoren bewältigen zu können. Durch ein stark ausgeprägtes Kohärenzgefühl sind Menschen in der Lage Ressourcen zu aktiveren um Anforderungen flexibel begegnen zu können. Personen mit einem schwach ausgeprägten Kohärenzgefühl hingegen verfügen über weniger Ressourcen und zeigen Schwierigkeiten bei der Bewältigung mit den gestellten Anforderungen (Bengel, Strittmatter & Willmann, 2009). Antonovsky erkennt: „Die Person mit einem starken SOC [Kohärenzgefühl] wählt die bestimmte Coping-Strategie aus, die am geeignetsten scheint, mit dem Stressor umzugehen, dem sie sich gegenüber sieht" (Antonovsky, 1997, S. 130).

Bei Patienten[1] wie Herrn Müller wird deutlich, dass diese Personen über keine ausreichenden Strategien verfügen um auf Stressoren reagieren zu können. Diese Hausarbeit beschäftigt sich mit der Fragestellung: Wie kann das Kohärenzgefühl von Menschen mit einer Anpassungsstörung im psychiatrisch stationären Setting gefördert werden?

Der Schwerpunkt dieser Hausarbeit liegt auf dem Gesundheitskonzept der Salutogenese und dem darin inhärenten Kohärenzgefühl. Die Diagnose „Anpassungsstörung" wird dabei unter salutogenen Gesichtspunkten beleuchtet und Interventionen für die psychiatrische Pflege daraus abgeleitet.

2. Methodisches Vorgehen

Suchhilfe	Suchbegriffe	Anzahl der Treffer
CareLit	Salutogenese	123
	Kohärenzgefühl	9
	Anpassungsstörung	6
	Psychoedukation	18
CNE-online	Salutogenese	63
	Kohärenzgefühl und Anpassungsstörung	5
	Psychoedukation und Kohärenzgefühl	2
ClinicalKey	Salutogenese	5
	Psychoedukation	34
Scholar.google	Gesundheitsskonzept	**994**
	Krankheitskonzept	**3080**

---

[1] Aus Gründen der besseren Lesbarkeit wurde im Text ausschließlich die männliche Form gewählt, es sind stets Personen weiblichen und männlichen Geschlechts gemeint.

	Antonovsky	8020
	Kohärenzgefühl und Anpassungs-störung	270
	SOC Skala	39200
Statistisches Bundesamt	Anpassungsstörung	3
ICD-Code	Anpassungsstörung	6
	F43.	2
DIMDI	Psychoedukation	69
	Anpassungsstörung	69
Literaturverweise in Studienbrief GUG 3	Salutogenese	5

Ein- und Ausschlusskriterien

Die aufgelisteten Treffer in der oben aufgeführten Tabelle wurden nach wichtigen Artikeln, Beiträgen und Studien selektiert. Es wurden ausschließlich deutschsprachige Literatur und Quellen berücksichtigt. Bei der Recherche lag die Priorität auf dem Gesundheitskonzept der Salutogenese sowie deren empirische Gültigkeit und auf Möglichkeiten zur praktischen Umsetzung. Ebenfalls im Mittelpunkt stand die Anpassungsstörung. Während der Recherche kristallisierte sich die pflegerische Intervention der Psychoedukation als mögliches Instrument heraus, welche ebenfalls in den Vordergrund der Recherche rückte.

3. Das Gesundheitskonzept der Salutogenese

Seit Jahrtausenden beschäftigen sich wissenschaftliche Disziplinen wie Medizin, Theologie, Psychologie und Soziologie sowie Dichter und Schriftsteller mit der Bedeutung und der Charakterisierung von Gesundheit (Franke, 2017).

Die WHO definierte: „Gesundheit ist der Zustand des vollständigen körperlichen, geistigen und sozialen Wohlbefindens und nicht nur des Freiseins von Krankheit und Gebrechen" (WHO, 1948, o.S.). Die Definition des Gesundheitsbegriffes der WHO wurde vielseitig kritisiert, denn vor allem die formulierte Idealnorm sei realitätsfern (Bengel et al., 2009).

Bis heute ist es nicht geglückt eine einheitlich verwendete Definition von Gesundheit festzulegen und auch im Hinblick auf die Theoriebildung diesbezüglich ist wenig in der Literatur zu finden (Franke, 2017). Die Ursache hierfür liegt in der Historie begründet, denn die Auseinandersetzung mit Krankheitsmodellen nahm einen deutlich höheren Stellenwert ein als die Beschäftigung mit Gesundheitsmodellen (Franke, 2017).

Der Ursprung der heute vorherrschenden naturwissenschaftlichen Sichtweise von Krankheiten geht auf die 1850er Jahre zurück und ist auf Rudolf Virchows begründete Zellularpathologie zurückzuführen. Krankheit ist demnach das Resultat aus pathologischen Organveränderungen und deren Entstehung ist auf biologische Ursachen zurückzuführen. Das biomedizinische Krankheitsmodell konzentriert sich auf die Betrachtung der Krankheit und vernachlässigt dabei Aspekte der Gesundheit miteinzubeziehen. Der Fokus ist stets die Erkrankung an sich, allerdings nicht der von ihr betroffene Mensch. Der dichotome Denkansatz kategorisiert dabei den Menschen als krank oder gesund (Franke, 2017).

Erst seit den 1970er Jahren begannen Forscher an Gesundheitsmodellen zu arbeiten, die heute zusammenfassend als salutogenetische Modelle bezeichnet werden (Franke, 2017). Das Salutogenese-Modell von Aaron Antonovsky gehört dabei zu den einflussreichsten Gesundheitskonzepten (Bengel et al., 2009).

Antonovsky kritisierte den Reparaturbetrieb der Medizin und den vorherrschenden pathologischen Blick auf die Gesundheit. Er forderte einen Paradigmenwechsel weg von der zentralen Frage nach krankmachenden Faktoren, hin zu Ressourcen und Potenzialen (Wydler, Kolip & Abel, 2010).

Antonovsky prägte den Neologismus der „Salutogenese" und verwendete diesen als Gegenbegriff zur Pathogenese. Salutogenese setzt sich aus dem Wort *„salus"* (= Gesundheit) und *„genese"* (= Entwicklung und Entstehung) zusammen und ist dadurch konträr zum Begriff der Pathogenese, welche primär die Entstehung von Krankheiten forciert. Salutogenese setzt sich mit der Erforschung von Faktoren und Prozessen auseinander, welche Gesundheit erhalten und fördern (Franke, 2017).

3.1. Entstehung und Gesundheitsverständnis der Salutogenese

Aaron Antonovsky wurde 1923 in Brooklyn geboren und war ein amerikanisch-israelischer Professor der Soziologie.

Im Jahr 1960 emigrierte er gemeinsam mit seiner Ehefrau nach Israel und nahm in Jerusalem eine Stelle als Medizinsoziologe am Institut für angewandte Stressforschung an. Während der Datenanalyse einer Untersuchung von Antonovsky über die Adaption von Frauen in Israel an das Klimakterium entdeckte er, dass einige der Frauen in Konzentrationslagern inhaftiert gewesen waren. Trotz der Gräueltaten durch das NS-Regime und der damit verbundenen unvorstellbaren Traumatisierung, die die Frauen erleben mussten, gaben 29% der Betroffenen einen guten psychischen Gesundheitszustand an. Antonovsky beschrieb diese Erkenntnis als Kehrtwendung in seiner Arbeit als Medizinsoziologe. Er begann zu erforschen, wie es diesen Frauen gelang trotz dieser massiven Belastung gesund zu bleiben und entwickelte das Konzept der Salutogenese (Antonovsky, 1997).

Das Gesundheitsverständnis der Salutogenese sticht vor allem durch die Theorie der Heterostase heraus. Der Blickwinkel der Heterostase ist die Vorstellung vom gesunden Menschen, der aufkommenden Störungen aktiv begegnen und diese überwinden kann. In dieser Theorie ist Gesundheit nicht gleichbedeutend mit dem Fernbleiben von Krankheiten, sondern vielmehr die Flexibilität der Gesundheit und das stetige Sich-weiter-Veränderns. Krankheiten sind demzufolge ein essentieller Bestandteil der menschlichen Existenz. Antonovsky griff dabei die Metapher eines Flusses auf, der nicht immer gerade verläuft, sondern Biegungen, Stromschnellen und Turbulenzen beinhaltet. Manche Menschen im Fluss schaffen es sich selbst aus dem Strudel zu befreien, andere hingegen müssen vor dem Ertrinken gerettet werden (Franke, 2017).

Ein großes Augenmerk der Salutogenese liegt auf dem multidimensionalen Gesundheits-Krankheits-Kontinuum konträr zur Dichotomie. Dabei können Menschen als mehr oder weniger krank bzw. gesund eingestuft werden. Die salutogenetische Orientierung fokussiert dabei Faktoren, die zu einer Bewegung in Richtung des gesunden Poles des Kontinuums beitragen (Antonovsky, 1997).

In der Pathogenese werden für die Entstehung von Krankheiten Risikofaktoren bzw. Stressoren identifiziert, die es zu bekämpfen gilt. Im salutogenetischen Ansatz hingegen wird eine Stärkung von Ressourcen forciert, welche den Organismus gegen schwächende Einflussfaktoren widerstandsfähiger werden lassen soll. Die Betrachtung der Person mit ihrer individuellen Lebensgeschichte ist dabei zentral (Bengel et al., 2009).

Antonovsky postulierte: „Die Konfrontation mit einem Stressor, so nahm ich an, resultiert in einem Spannungszustand, mit dem man umgehen muß [sic!]. Ob das Ergebnis pathologisch sein wird, neutral oder gesund, hängt von der Angemessenheit der Spannungsverarbeitung ab. Damit wird die Untersuchung der Faktoren, die die Verarbeitung von Spannung determinieren, zur Schlüsselfrage der Gesundheitswissenschaften" (ebd., 1997, S.16).

Als Antwort auf diese Frage formulierte der Soziologe das Konzept der generalisierten Widerstandsressourcen (Antonovsky, 1997).

3.2. Generalisierte Widerstandsressourcen und Einflussfaktoren

Nach dem Verständnis der Salutogenese ist eine Erkrankung ein Prozess, welcher in der Lebensgeschichte eines Menschen eingebettet ist. Dieser Prozess kann nur verstanden werden, wenn der Mensch mit seiner gesamten inneren und äußeren Situation betrachtet wird, einschließlich seiner gesunden Anteile. Laut dem mehrdimensionalen Kontinuum ist ein Mensch immer in gewissem Maße gesund solange er lebt. Befindet sich ein Betroffener aktuell auf einer Dimension nahe dem Krankheitspol, so kann er jedoch auf einer anderen Dimension durchaus gesund sein (Franke, 2017).

Für die Lokalisation des Menschen auf dem Gesundheits-Krankheits-Kontinuum sind Stressoren und deren Bewältigung ausschlaggebend. Analog der interaktiven Coping-Ansätze gelten Stressoren im Konzept der Salutogenese als Anforderungen, auf die der Organismus keine automatisch einsatzbereiten Reaktionen zur Verfügung hat. Stressoren sind durch stetige Konfrontation omnipräsent, gelten jedoch nicht zwangsläufig als schädlich, da eine erfolgreiche Bewältigung auch gesundheitsfördernde Auswirkungen haben kann. Die Komponenten, die eine Bewegung zum Gesundheitspol hin fördern, werden als generalisierte Widerstandsressourcen

(*„Generalized Resistence Resources"*, GRR) bezeichnet (Franke, 2017). Generalisierte Widerstandsressourcen stehen dem Individuum selbst zur Verfügung, sind jedoch auch in dessen Umfeld und der Gesellschaft zu finden. Franke formuliert treffend: „Sowohl die Bedingungen des Flusses als auch die individuellen Schwimmfertigkeiten entscheiden darüber, wie unversehrt jemand die Schwimmstrecke bewältigt" (Franke, 2017, S. 173).

Gesellschaftliche Widerstandsressourcen betreffen Komponenten der Makroebene und beinhalten politische und ökonomische Stabilität sowie Frieden und intakte Sozialstrukturen. Individuelle Widerstandsressourcen werden in kognitive, psychische, physiologische sowie ökonomische und materielle Ressourcen unterteilt (Franke, 2017).

Zu den kognitiven Ressourcen zählen Wissen, Intelligenz und die Problemlösungsfähigkeit eines Individuums. Als psychische Ressourcen gelten Selbstvertrauen, Selbstsicherheit, Optimismus und Ich-Identität.

Physiologische Ressourcen sind anlagebedingte oder körperliche Stärken und Fähigkeiten. Als ökonomische und materielle Ressourcen können Geld, finanzielle Unabhängigkeit, der Zugang zu Dienstleistungen und ein sicherer Arbeitsplatz identifiziert werden (Franke, 2017).

Die genannten generalisierten Widerstandsressourcen sind ausschlaggebend dafür, wie ein Individuum mit Dauerkonfrontation und Stressoren umgeht und es ihr gelingt, diese erfolgreich bewältigen zu können (Franke, 2017).

Die Gemeinsamkeit aller generalisierten Widerstandsressourcen ist laut Antonovsky die Fähigkeit, den permanenten Stressoren einen Sinn zu geben, was wiederrum ein starkes Kohärenzgefühl begünstigt. Ein starkes Kohärenzgefühl einer Person ist dabei ausschlaggebend um Anspannungen bewältigen zu können (Antonovsky, 1997).

3.3. Das Kohärenzgefühl

Im Gesundheitskonzept der Salutogenese ist das Kohärenzgefühl (*„Sense of Coherence"*, SOC) inhärent und maßgeblich für die Lokalisierung einer Person auf dem Gesundheits-Krankheits-Kontinuum verantwortlich (Franke, 2017).

Antonovsky definierte das Kohärenzgefühl wie folgt:

„Das SOC (Kohärenzgefühl) ist eine globale Orientierung, die ausdrückt, in welchem Ausmaß man ein durchdringendes, andauerndes und dennoch dynamisches Gefühl des Vertrauens hat, daß

1. die Stimuli, die sich im Verlauf des Lebens aus der inneren und äußeren Umgebung ergeben, strukturiert, vorhersehbar und erklärbar sind;

2. einem die Ressourcen zur Verfügung stehen, um den Anforderungen, die diese Stimuli stellen, zu begegnen;

3. diese Anforderungen Herausforderungen sind, die Anstrengung und Engagement lohnen." (Antonovsky, 1997, S. 36).

Der Autor benennt diese drei Faktoren als <u>Verstehbarkeit</u>, <u>Handhabbarkeit</u> und <u>Bedeutsamkeit</u>. Diese drei Teilkomponenten stehen in einer dynamischen wechselseitigen Beziehung (Antonovsky, 1997).

Die Teilkomponente „Verstehbarkeit" bezieht sich auf die kognitive sinnhafte Wahrnehmung einer Person auf externe und interne Stimuli. Abhängig vom Ausmaß der sinnhaften Wahrnehmung bewertet der Mensch diese Stimuli entweder als geordnet, konsistent und strukturiert oder als unerklärbar, zufällig, unwillkürlich, chaotisch und ungeordnet. Eine Person, die über ein hohes Ausmaß an Verstehbarkeit verfügt, wird zukünftige Stimuli, mit denen sie konfrontiert wird, als vorhersehbar einstufen. Im Falle einer überraschenden Konfrontation mit Stimuli verfügt diese Person über die Fähigkeit, diese einzuordnen und erklären zu können (Antonovsky, 1997).

Der zweite Bestandteil des SOC ist die „Handhabbarkeit" und forciert verfügbare und geeignete Ressourcen einer Person, welche sie nutzen kann um auf Anforderungen der Stimuli reagieren zu können. Personen mit einem hohen Grad an Handhabbarkeit sind in der Lage mit „Turbulenzen im Fluss des Lebens" umzugehen und sich neu orientieren zu können. Des Weiteren verfügen diese Menschen über die Fähigkeit Ressourcen von ihnen nahestehenden und vertrauten Personen zu nutzen (Franke, 2017). Der Teilkomponente „Bedeutsamkeit" schreibt Antonovsky den motivationalen Aspekt des Kohärenzgefühls zu, denn dieser beschreibt die Intensität, in der ein Mensch sein Leben als sinnvoll erachtet. Im Vordergrund steht dabei ebenfalls, dass der Mensch wenigstens eine der an ihn gestellten Anforderungen als lohnenswert bewertet und er sich dafür einsetzt. Personen, die über ein hohes Ausmaß an Bedeutsamkeit verfügen, bewerten diese Anforderungen mehr als Herausforderung denn als Last (Franke, 2017).

Um ein starkes Kohärenzgefühl zu entwickeln ist es notwendig zu erfahren, dass ausreichend Widerstandsressourcen zur Verfügung stehen und das Leben nicht chaotisch und willkürlich ist, sondern Menschen auf die an sie gestellten Anforderungen Einfluss nehmen können. Die Anforderungen können als sinnhaft und bewältigbar bewertet werden (Franke, 2017).

Franke schreibt der Erfahrung der Konsistenz eine wichtige Bedeutung bei der Ausbildung der Verstehbarkeitskomponente zu, dabei erlebt eine Person, dass sich Abläufe wiederholen und diese unter vergleichbaren Voraussetzungen ähnlich sind. Für die Ausbildung der Handhabbarkeitskomponente erkennt die Autorin die Notwendigkeit einer „Belastungsbalance", dabei sollen Menschen weder unter- noch überfordert sein (Franke, 2017). Franke identifiziert die Erfahrung der Partizipation als förderlich für die Ausbildung der Bedeutsamkeitskomponente, dabei erkennt eine Person Möglichkeiten um ihr Leben aktiv mitzugestalten und beeinflussen zu können (ebd. 2017).

Zur Messung des Kohärenzgefühls konzipierte Antonovsky das Assessment „Fragebogen zur Lebensorientierung" (SOC-29; Antonovsky, 1987, S. 192). Die SOC-Skala ist im Anhang dieser Hausarbeit abgebildet. Empirische Studien zur SOC-Skala belegen eine größtenteils gute bis sehr gute interne Konsistenz[2] sowie eine sehr gute Retestreliabilität (Singer & Brähler, 2014).

4. Anpassungsstörungen im Kontext der Salutogenese

Im folgenden Abschnitt wird die psychiatrische Diagnose der Anpassungsstörung sowie deren klinische Relevanz dargestellt und im Verlauf mit dem Salutogenese-Ansatz verknüpft.

4.1. Psychiatrische Diagnose „Anpassungsstörung" und klinische Relevanz

Anpassungsstörungen sind „[...] Zustände von subjektiver Bedrängnis und emotionaler Beeinträchtigung, die im Allgemeinen soziale Funktionen und Leistungen behindern und während des Anpassungsprozesses nach einer entscheidenden Lebensveränderung oder nach belastenden Lebensereignissen auftreten." (ICD-10, 2019, o.S.). Die Belastung kann durch einen Bruch der sozialen Strukturen des Betroffenen entstehen (z.B. Trennung oder Trauerfall) oder auf einen beträchtlichen Entwicklungsschritt zurückzuführen sein (z.B. Schulbesuch oder Ruhestand). Vulnerabilität und eine individuelle Prädisposition können das Auftreten und die Form der Anpassungsstörung begünstigen, ausschlaggebend für die Erkrankung „Anpassungsstörung" ist jedoch die Belastung per se. Charakteristisch für dieses Krankheitsbild ist eine depressive Stimmung einhergehend mit Ängsten, auch das subjektive Gefühl den Alltag nicht mehr bewältigen zu können kann hier vorherrschend sein (ICD-10, 2019).

Bengel und Hubert identifizieren als Ursache für die Entstehung einer Anpassungsstörung das Auftreten von einem oder mehreren Stressoren, welche auch zeitgleich auftreten können (ebd., 2010). Beide Autoren schreiben der Anpassungsstörung eine günstige Prognose zu, erkennen

---

[2] Cronbachs α zwischen .82 und .95

11

jedoch auch die Gefahr einer Chronifizierung einhergehend mit Suizidalität und das Risiko für die Entstehung weiterer psychiatrischer Diagnosen, wie depressive Störungen, Angst- oder Abhängigkeitserkrankung. Die Prognose ist abhängig von den Stressoren und den Ressourcen, die der Person zur Verfügung stehen (Bengel & Huber, 2010). Anpassungsstörungen gehören zu den am meist diagnostizierten Erkrankungen in der ambulanten und stationären Versorgung (Bengel & Hubert, 2010).

Das IGES Institut benennt die Diagnose der Anpassungsstörung als eine der Erkrankungen, welche die meisten Ausfalltage von Arbeitnehmern verursachte. Im Jahr 2018 waren 51 Fehltage je 100 Versicherte auf eine Anpassungsstörung zurückzuführen, Tendenz steigend (DAK, 2019).

Die Zunahme der Erkrankung und die damit resultierende hohe Frequentierung von psychiatrischen Kliniken stellt eine große Herausforderung dar. Es ist zwingend erforderlich diese Menschen professionell zu unterstützen und sie im klinischen Setting soweit zu stabilisieren, damit sie ihren Alltag wieder selbstständig bewältigen können.

4.2. Der Salutogenese-Ansatz bei Anpassungsstörungen

Auch Sonnenmoser beschreibt als eines der Hauptsymptome einer Anpassungsstörung depressive und ängstliche Verstimmungen, sowie das Risiko einer hohen Suizidalität bei den Patienten. Als bewährte Verfahren zur Behandlung von Anpassungsstörungen erkennt die Autorin die Notwendigkeit der Pharmakotherapie um Patienten medikamentös zu entlasten sowie psychotherapeutische Verfahren. Ferner gelten die Entwicklung von Bewältigungsstrategien sowie die Stärkung von Ressourcen als essentiell um Patienten in ihrem Genesungsprozess zu unterstützen (Sonnenmoser, 2007).

Das Gesundheitskonzept der Salutogenese fokussiert ebenfalls die Stärkung von Bewältigungsressourcen. Die sogenannten generalisierten Widerstandsressourcen, die im Kapitel 3.2. beschrieben wurden, wirken sich auf das Kohärenzgefühl aus, denn gut ausgeprägte Widerstandsressourcen erhöhen das Kohärenzgefühl (Sauter, 2011).

Sauter formuliert treffend: „Ein gutes Kohärenzgefühl verbessert die Stressbewältigung. Vor allem Ängstlichkeit und Depression korrelieren mit niedrigem Kohärenzgefühl" (Sauter, 2011; zit. n. BZgA, 1998, S.172).

Aus diesen Erkenntnissen lässt sich schließen, dass eine ressourcenorientierte Vorgehensweise in der psychiatrischen Pflege Menschen dahingehend unterstützen kann ihren Alltag wieder selbstständig bewältigen zu können. Durch den ressourcenorientierten Ansatz könnte es möglich sein das Kohärenzgefühl der Betroffenen zu fördern.

5. Förderung des Kohärenzgefühls als fachpflegerische Expertise

Im folgenden Abschnitt soll auf der Grundlage der gewonnenen Ergebnisse diskutiert werden, inwiefern das Kohärenzgefühl im stationären psychiatrischen Setting gefördert werden kann.

5.1. Pflegemaßnahmen zur Salutogenese

Sauter beschreibt Maßnahmen zur Förderung des Kohärenzgefühls und differenziert dabei die Interventionen entsprechend der drei Teilkomponenten Handhabbarkeit, Verstehbarkeit und Sinnhaftigkeit (ebd., 2011). Bezüglich der Förderung der Handhabbarkeit steht die Ressourcenstärkung der Patienten im Vordergrund, um diese in ihrer Handlungsfähigkeit zu unterstützen. Mögliche Interventionen zielen dabei auf die Förderung von Bewältigungsstrategien und Ressourcen ab.

Um die Teilkomponente der Verstehbarkeit zu fördern werden Interventionen eingesetzt, welche der Wissenserweiterung dienen, wie Psychoedukation oder Beratung der Patienten (Sauter, 2011).

Die Förderung der Sinnhaftigkeit kann dahingehend beeinflusst werden, indem Patienten unterstützt werden ihre Erkrankung im Kontext der eigenen Lebensgeschichte zu betrachten. Die pflegerischen Interventionen zielen dabei auf die Krankheitsakzeptanz sowie die Integration der Erkrankung in den Alltag der Patienten ab. Mögliche pflegerische Maßnahmen sind dabei jene Interventionen, welche den Erfahrungsaustausch der Patienten fördern, wie z.B. Selbsthilfegruppen. Auch Gespräche über die

Auswirkungen der Erkrankung erkennt die Autorin als förderlich für die Teilkomponente der Sinnhaftigkeit (Sauter, 2011).

Um gezielt die drei Teilkomponenten des Kohärenzgefühls bei Menschen mit einer Anpassungsstörung im stationären psychiatrischen Setting zu fördern scheint die Psychoedukation ein geeignetes Medium zu sein.

Psychoedukation ist eine systematische Maßnahme für Patienten und deren Angehörige und umfasst die Informationsvermittlung über die Erkrankung sowie die Förderung des Krankheitsverständnisses. Einen hohen Stellwert nimmt dabei der selbstverantwortliche Umgang mit der Erkrankung ein (Mattenklotz, 2013).

Rakel-Haller und Lanzberger verstehen die Psychoedukation als eine effektive Maßnahme in Bezug auf die Rückfallrate, Verbesserung des Krankheitsverstehens und emotionale Entlastung (ebd., 2016).

5.2. Psychoedukation als pflegerische Intervention

„Edukation" leitet sich aus dem lateinischen Wort *„educere"* ab, das übersetzt „herausziehen, herausführen" bedeutet. In Bezug auf Psychoedukation heißt dies, dass der Betroffene aus dem Zustand der Unwissenheit durch Informationsgabe von Fachpersonal „herausgeführt" werden soll (Gold & Gühne, 2008).

Durch die Informationsvermittlung resultiert eine Wissenserweiterung bezüglich der Erkrankung, dadurch soll das Gesundheitsverhalten der Patienten positiv beeinflusst werden. Besonders die Entwicklung und Stärkung von eigenen Handlungsmöglichkeiten der Betroffen im Hinblick auf den Umgang mit der Erkrankung ist bei der Psychoedukation ein wesentlicher Aspekt. Ferner werden den Betroffenen durch diese Maßnahme Ängste genommen. Psychoedukation wirkt sich günstig auf die Rückfallrate aus und dient der Rückfallprophylaxe (Abderhalden & Needham, 2011).

Die Formen der Psychoedukation können grundsätzlich in Einzel- und Gruppenpsychoedukation unterschieden werden. Die Gruppenpsychoedukation zeigt sich jedoch bezüglich ökonomischen Gründen deutlich effizienter, aber vor allem überzeugt dabei der Vorteil durch die Arbeit in der Gruppe (Abderhalden & Needham, 2011).

Wie in Kapitel 5.1. beschrieben trägt die Psychoedukation dazu bei das Kohärenzgefühl von Betroffenen zu fördern, besonders in der Teilkomponente der Verstehbarkeit. Durch die Form der Gruppenpsychoedukation kann der Erfahrungsaustausch von betroffenen Patienten gewährleistet werden, was vor allem die Teilkomponente der Sinnhaftigkeit fördert. Der Inhalt der Gruppe soll dabei ressourcenorientiert gestaltet werden um das Gefühl der Handhabbarkeit der Betroffenen zu stärken.

Durch das Ineinandergreifen dieser Struktur ist es möglich das Kohärenzgefühl bezüglich der drei Teilkomponenten zu fördern.

Eine Ideenskizze für eine fachpflegerische Psychoedukationsgruppe für Menschen mit einer Anpassungsstörung ist dem Anhang zu entnehmen.

6. Kritische Reflexion

Wie bereits von Franke (2017) beschrieben nahm in der Historie die Auseinandersetzung mit Krankheitsmodellen einen deutlich höheren Stellenwert ein als die Forschung zu Gesundheitsmodellen. Dies wurde auch im Rahmen der Recherche zu dieser Hausarbeit deutlich, denn so war die Trefferquote zu Krankheitskonzepten, wie in Kapitel 2 exemplarisch dargestellt, um etwa ein Dreifaches höher als das Outcome zu Gesundheitskonzepten. Bemerkenswerte Unterschiede bezüglich der Trefferquote in der Suchmaschine „ClinicalKey" zu Salutogenese wurden im Vergleich von deutsch- und englischsprachiger Literatur deutlich, so erzielte der englische Begriff *„salutogenesis"* 13493 Treffer, der Terminus „Salutogenese" ergab lediglich 5 Treffer.

Inhaltlich betrachtet kann das Gesundheitskonzept der Salutogenese eine Bereicherung für die pflegerische Praxis darstellen, denn durch die Ressourcenorientierung werden psychisch Kranke in ihren Fähigkeiten gestärkt und der Blickwinkel richtet sich auf die gesunden Anteile der Patienten. Ein Schwachpunkt in dem Gesundheitskonzept ist, wie auch von Bengel et al. (2009) beschrieben, die Annahme, dass die Auswahl des entsprechenden Copings rational gesteuert werden kann.

7. Resümee/ Ausblick

In dieser Hausarbeit wurde das Gesundheitskonzept der Salutogenese dargestellt und der Zusammenhang von generalisierten Widerstandsressourcen und dem Kohärenzgefühl aufgezeigt. Die psychiatrische Diagnose der Anpassungsstörung wurde unter salutogenetischen Gesichtspunkten beleuchtet und die Psychoedukation als Instrument der pflegerischen Intervention vorgestellt. Die dargestellte methodische Vorgehensweise diente der Strukturierung der Literaturrecherche und veranschaulicht visuell die Untersuchung wissenschaftlicher Quellen.

Eine Beantwortung der Fragestellung wie das Kohärenzgefühl von Menschen mit einer Anpassungsstörung im psychiatrisch stationären Setting gefördert werden kann ist nur bedingt möglich. Die Autorin vermutet einen signifikanten Zusammenhang von der Förderung des Kohärenzgefühls durch fachpflegerische psychoedukative Gruppen, jedoch ist eine Aussage gemäß der vier Gütekriterien des wissenschaftlichen Arbeitens nicht möglich. Es empfiehlt sich ein Erstscreening des Kohärenzgefühls der Patienten mittels dem vorgestellten *SOC-29* sowie eine erneute Durchführung des Assessments nach der Teilnahme an einer solchen psychoedukativen Gruppe.

Literatur

Abderhalden, C. & Needham, I. (2011). Psychoedukation. In D. Sauter, C. Abderhalden, I. Needham, S. Wolff (Hrsg.), *Lehrbuch Psychiatrische Pflege* (S. 533 – 541). Bern: Huber.

Antonovsky, A. (1997). *Salutogenese. Zur Entmystifizierung der Gesundheit* (Deutsche Herausgabe von Alexa Franke). Tübingen: dgvt-Verlag.

Bengel, J., Strittmatter, R. & Willmann, H. (2009). *Was erhält Menschen gesund? Antonovskys Modell der Salutogenese – Diskussionsstand und Stellenwert* (erweiterte Neuauflage. Band 6). Köln: BZgA.

Bengel, J. & Hubert, S. (2010). *Anpassungsstörung und Akute Belastungsreaktion*. Göttingen: Hogrefe.

Deutsche Angestellten-Krankenkasse (DAK) (2019). DAK-Psychoreport 2019. Verfügbar unter
https://www.dak.de/dak/bundesthemen/dak-psychoreport-2019-dreimal-mehr-fehltage-als-1997-2125486.html [06.08.2019].

Franke, A. (2017). *Modelle von Gesundheit und Krankheit* (1. Nachdruck 2017, der 3., überarbeiteten Auflage 2012). Bern: Huber.

Gold, G. & Gühne, M. (2008). *Einzel- und Gruppenaktivitäten in der psychiatrischen Pflege* (1. Auflage). München: Elsevier.

ICD-10-GM (2019). F.43.. Verfügbar unter
https://www.icd-code.de/suche/icd/code/F43.-.html?sp=SAnpassungsst%C3%B6rung [06.08.2019].

Mattenklotz, J. (2013). *Die Pflege psychisch kranker Menschen. Psychoedukation – Recovery. Ein Ratgeber für die Praxis*. Aachen: Karin Fischer.

Rakel-Haller, T. & Lanzenberger, A. (2016). *Pflegetherapeutische Gruppen in der Psychiatrie* (3. Auflage). Stuttgart: Wissenschaftliche Verlagsgesellschaft.

Sauter, D. (2011). Gesundheit und Gesundheitsförderung. In D. Sauter, C. Abderhalden, I. Needham, S. Wolff (Hrsg.), *Lehrbuch Psychiatrische Pflege* (S. 110 - 131). Bern: Huber.

Singer, S. & Brähler, E. (2014). Die „Sense of Coherence Scale".
Testhandbuch zur deutschen Version. Göttingen: Vandenhoeck & Rupp-
recht.

Sonnenmoser, M. (2007). Anpassungsstörungen. Wenig beachtet und
kaum untersucht. Ärzteblatt, 07 (PP6), 171-172.

Weltgesundheitsorganisation (WHO) (1948). WHO-Satzung.
Verfügbar unter http://www.euro.who.int/de/media-centre/sections/press-
releases/2013/03/new-who-report-reveals-unequal-improvements-in-
health-in-europe-and-calls-for-measurement-of-well-being-as-marker-of-
progress. [07.08.2019].

Wydler, H., Kolip, P. & Abel, T. (2010). Salutogenese und Kohärenzgefühl.
Grundlagen, Empirie und Praxis eines gesundheitswissenschaftlichen
Konzepts (4. Auflage). Weinheim und München: Juventa.

Anlagenverzeichnis

Anhang 1 Fragebogen zur Lebensorientierung (SOC-29)

A 1-1 Fragebogen zur Lebensorientierung

Fragebogen zur Lebensorientierung

Die folgenden Fragen beziehen sich auf verschiedene Aspekte Ihres Lebens. Auf jede Frage gibt es 7 mögliche Antworten. Bitte kreuzen Sie jeweils die Zahl an, die Ihre Antwort ausdrückt. Geben Sie auf jede Frage nur eine Antwort.

---

1. **Wenn Sie mit anderen Leuten sprechen, haben Sie das Gefühl, daß diese Sie nicht verstehen?**

habe nie dieses Gefühl   [1] [2] [3] [4] [5] [6] [7]   habe immer dieses Gefühl

2. **Wenn Sie in der Vergangenheit etwas machen mußten, das von der Zusammenarbeit mit anderen abhing, hatten Sie das Gefühl, daß die Sache**

keinesfalls erledigt werden würde   [1] [2] [3] [4] [5] [6] [7]   sicher erledigt werden würde

3. **Abgesehen von denjenigen, denen Sie sich am nächsten fühlen – wie gut kennen Sie die meisten Menschen, mit denen Sie täglich zu tun haben?**

sie sind Ihnen völlig fremd   [1] [2] [3] [4] [5] [6] [7]   Sie kennen sie sehr gut

4. **Haben Sie das Gefühl, daß es Ihnen ziemlich gleichgültig ist, was um Sie herum passiert?**

äußerst selten oder nie   [1] [2] [3] [4] [5] [6] [7]   sehr oft

5. **Waren Sie schon überrascht vom Verhalten von Menschen, die Sie gut zu kennen glaubten?**

das ist nie passiert   [1] [2] [3] [4] [5] [6] [7]   das kommt immer wieder vor

Abb.1: Fragebogen zur Lebensorientierung 1-5 (Antonovsky, 1997, S. 192)

6. Haben Menschen, auf die Sie gezählt haben, Sie enttäuscht?

das ist nie passiert   [1] [2] [3] [4] [5] [6] [7]   das kommt immer
wieder vor

7. Das Leben ist

ausgesprochen   [1] [2] [3] [4] [5] [6] [7]   reine Routine
interessant

8. Bis jetzt hatte Ihr Leben

überhaupt keine klaren   [1] [2] [3] [4] [5] [6] [7]   sehr klare Ziele und
Ziele oder einen Zweck   einen Zweck

9. Haben Sie das Gefühl, ungerecht behandelt zu werden?

sehr oft   [1] [2] [3] [4] [5] [6] [7]   sehr selten oder nie

10. In den letzten zehn Jahren war Ihr Leben

voller Veränderungen,   [1] [2] [3] [4] [5] [6] [7]   ganz beständig
ohne daß Sie wußten,   und klar
was als nächstes passiert

11. Das meiste, was Sie in Zukunft tun werden, wird wahrscheinlich

völlig faszinierend sein   [1] [2] [3] [4] [5] [6] [7]   todlangweilig sein

**12. Haben Sie das Gefühl, in einer ungewohnten Situation zu sein und nicht zu
wissen, was Sie tun sollen?**

sehr oft   [1] [2] [3] [4] [5] [6] [7]   sehr selten oder nie

Abb. 2: Fragebogen zur Lebensorientierung 6-12 (Antonovsky, 1997, S.
193)

13. Was beschreibt am besten, wie Sie das Leben sehen?

man kann für   1   2   3   4   5   6   7   es gibt keine Lösung
schmerzliche Dinge   für schmerzliche
im Leben immer   Dinge im Leben
eine Lösung finden

14. Wenn Sie über Ihr Leben nachdenken, passiert es sehr häufig, daß Sie

fühlen, wie schön   1   2   3   4   5   6   7   sich fragen, warum
es ist zu leben   Sie überhaupt da sind

15. Wenn Sie vor einem schwierigen Problem stehen, ist die Wahl einer Lösung

immer verwirrend   1   2   3   4   5   6   7   immer völlig klar
und schwierig

16. Das, was Sie täglich tun, ist für Sie eine Quelle

tiefer Freude und   1   2   3   4   5   6   7   von Schmerz und
Zufriedenheit   Langeweile

17. Ihr Leben wird in Zukunft wahrscheinlich

voller Veränderungen   1   2   3   4   5   6   7   ganz beständig
sein, ohne daß Sie wissen,   und klar sein
was als nächstes passiert

18. Wenn in der Vergangenheit etwas Unangenehmes geschah, neigten Sie dazu,

sich daran zu verzehren   1   2   3   4   5   6   7   zu sagen: „Nun gut,
                                                     seis drum, ich muß
                                                     damit leben" und wei-
                                                     terzumachen

19. Wie oft sind Ihre Gefühle und Ideen ganz durcheinander?

sehr oft   1   2   3   4   5   6   7   sehr selten oder nie

Abb. 3: Fragebogen zur Lebensorientierung 13-19 (Antonovsky, 1997, S. 194)

20. Wenn Sie etwas machen, das Ihnen ein gutes Gefühl gibt,

werden Sie sich sicher   ⌐1⌐ ⌐2⌐ ⌐3⌐ ⌐4⌐ ⌐5⌐ ⌐6⌐ ⌐7⌐   wird sicher etwas
auch weiterhin gut fühlen   geschehen, das
                                                              das Gefühl verdirbt

21. Kommt es vor, daß Sie Gefühle haben, die Sie lieber nicht hätten?

sehr oft   ⌐1⌐ ⌐2⌐ ⌐3⌐ ⌐4⌐ ⌐5⌐ ⌐6⌐ ⌐7⌐   sehr selten oder nie

22. Sie nehmen an, daß Ihr zukünftiges Leben

ohne jeden Sinn und   ⌐1⌐ ⌐2⌐ ⌐3⌐ ⌐4⌐ ⌐5⌐ ⌐6⌐ ⌐7⌐   voller Sinn und
Zweck sein wird   Zweck sein wird

23. Glauben Sie, daß es in Zukunft *immer* Personen geben wird, auf die Sie zählen können?

Sie sind sich dessen   ⌐1⌐ ⌐2⌐ ⌐3⌐ ⌐4⌐ ⌐5⌐ ⌐6⌐ ⌐7⌐   Sie zweifeln daran
ganz sicher

24. Kommt es vor, daß Sie das Gefühl haben, nicht genau zu wissen, was gerade passiert?

sehr oft   ⌐1⌐ ⌐2⌐ ⌐3⌐ ⌐4⌐ ⌐5⌐ ⌐6⌐ ⌐7⌐   sehr selten oder nie

25. Viele Menschen – auch solche mit einem starken Charakter – fühlen sich in bestimmten Situationen wie ein Pechvogel oder Unglücksrabe. Wie oft haben Sie sich in der Vergangenheit so gefühlt?

nie   ⌐1⌐ ⌐2⌐ ⌐3⌐ ⌐4⌐ ⌐5⌐ ⌐6⌐ ⌐7⌐   sehr oft

26. Wenn etwas passierte, fanden Sie im allgemeinen, daß Sie dessen Bedeutung

über- oder unterschätzten   ⌐1⌐ ⌐2⌐ ⌐3⌐ ⌐4⌐ ⌐5⌐ ⌐6⌐ ⌐7⌐   richtig einschätzten

Abb. 4: Fragebogen zur Lebensorientierung 20-26 (Antonovsky, 1997, S. 195)

**27. Wenn Sie an Schwierigkeiten denken, mit denen Sie in wichtigen Lebensbe-
reichen wahrscheinlich konfrontiert werden, haben Sie das Gefühl, daß**

es Ihnen immer gelingen   1   2   3   4   5   6   7   Sie die Schwierigkei-
wird, die Schwierigkeiten   ten nicht werden mei-
zu meistern   stern können

**28. Wie oft haben Sie das Gefühl, daß die Dinge, die Sie täglich tun, wenig Sinn
haben?**

sehr oft   1   2   3   4   5   6   7   sehr selten oder nie

**29. Wie oft haben Sie Gefühle, bei denen Sie nicht sicher sind, ob Sie sie kontrol-
lieren können?**

sehr oft   1   2   3   4   5   6   7   sehr selten oder nie

A 1-2 Kodifizierung der Items

Die Tabelle zeigt für jedes Item die Zuordnung zu den drei Komponenten des SOC:
V = Verstehbarkeit, H = Handhabbarkeit, B = Bedeutsamkeit.

In der Spalte „Facettenelemente" ist die Profilstruktur der Items entsprechend der
Ableitung aus dem Abbildungssatz (vgl. S. 81) angegeben. Die vier Ziffern repräsen-
tieren die Elemente der Facetten A, B, C und D.

Die Werte in den einzelnen Komponenten des SOC und der SOC-Gesamtwert ergeben sich durch Addition der Skalenwerte, wobei die in der Spalte „Polung" gekenn-
zeichnete Richtung (positiv/negativ) berücksichtigt werden muß: Bei positiv gepolten
Items geht der jeweilige Skalenwert ein; wurde z.B. eine 2 angekreuzt, so beträgt der
zu addierende Wert 2. Bei negativ gepolten Items dagegen erhält der niedrigste Skalenwert (also 1) den höchsten zu addierenden Wert (also 7); wurde auf einer negativ
gepolten Skala eine 2 angekreuzt, so beträgt der zu addierende Wert somit 6, bei einer
3 wäre er 5 usw.

Abb. 5: Fragebogen zur Lebensorientierung 27 – 29 und Kodifizierung der
Items (Antonovsky, 1997, S. 196)

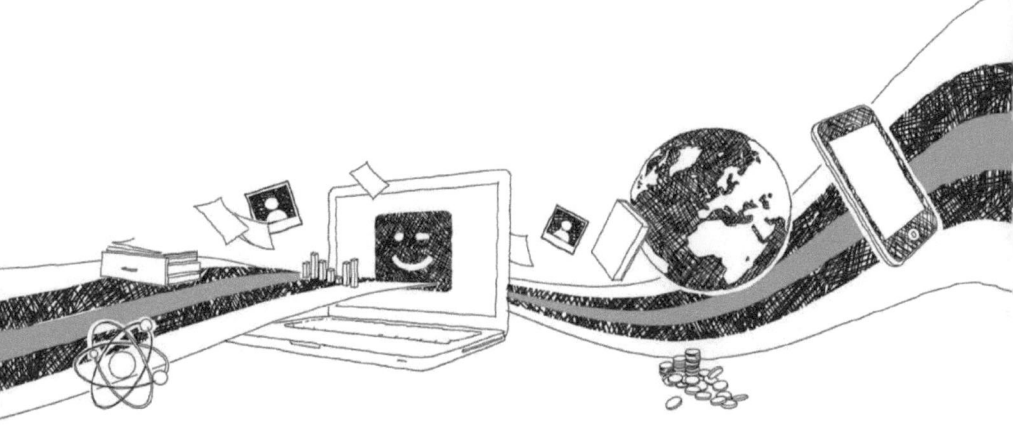
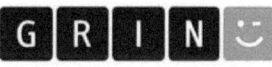